Dalena Caridad Hernández Urbay
Pedro Israel González Arrozarena
Gernier Rojas Carrazana

Técnicas de exploración neuropsicológica

Dalena Caridad Hernández Urbay
Pedro Israel González Arrozarena
Gernier Rojas Carrazana

Técnicas de exploración neuropsicológica

Neuropsicología clásica de Luria

Editorial Académica Española

Imprint
Any brand names and product names mentioned in this book are subject to trademark, brand or patent protection and are trademarks or registered trademarks of their respective holders. The use of brand names, product names, common names, trade names, product descriptions etc. even without a particular marking in this work is in no way to be construed to mean that such names may be regarded as unrestricted in respect of trademark and brand protection legislation and could thus be used by anyone.

Cover image: www.ingimage.com

Publisher:
Editorial Académica Española
is a trademark of
Dodo Books Indian Ocean Ltd., member of the OmniScriptum S.R.L Publishing group
str. A.Russo 15, of. 61, Chisinau-2068, Republic of Moldova Europe
Printed at: see last page
ISBN: 978-620-3-58650-3

Título: Compendio de técnicas para la exploración neuropsicológica. Neuropsicología Clásica de Luria.

Autores:

- Dalena Caridad Hernández Urbay. Máster en Psicología Médica. Profesor Asistente. Aspirante a investigador. Psicóloga del Hospital General Docente Joaquín Paneca Consuegra. Yaguajay Sancti Spiritus.

- Gernier Rojas Carrazana. Doctor en Medicina. Especialista en Medicina General Integral. Médico residente de la Especialidad de Urología del Hospital Provincial Camilo Cienfuegos. Sancti Spiritus.

- Pedro Israel González Arrozarena .Doctor en Medicina. Especialista en Medicina General Integral. Director del Hospital General Docente Joaquín Paneca Consuegra. Yaguajay Sancti Spiritus.

Resumen:

La neuropsicología es una disciplina fundamentalmente clínica, que converge entre la neurología y la psicología. La neuropsicología clínica estudia los efectos que una lesión, daño o funcionamiento anómalo en las estructuras del sistema nervioso central causa sobre los procesos cognitivos, psicológicos, emocionales y del comportamiento individual. Estos efectos o déficit pueden estar provocados por traumatismo craneoencefálico, accidentes cerebrovasculares o ictus, tumores cerebrales, enfermedades neurodegenerativas (como, por ejemplo, Alzheimer, esclerosis múltiple, Parkinson, etc.) o enfermedades del desarrollo (epilepsia, parálisis cerebral, trastorno por déficit de atención/hiperactividad)Existen diversos enfoques de esta ciencia, de forma que cabe distinguir la neuropsicología clínica, la cognitiva y la experimental. A lo largo de los años se han ido desarrollando diferentes métodos para la exploración de las funciones neurocognitivas y los analizadores. Se han diseñado baterías de pruebas que los evalúan en su conjunto, una de las más completas es la Batería de pruebas neuropsicológicas de Luria empleada con diferentes adaptaciones según sea la patología a estudiar. Es el objetivo principal de esta investigación, exponer una recopilación de pruebas neuropsicológicas adaptadas de las Baterías de pruebas neuropsicológicas clásicas de Luria para la exploración de las funciones neurocognitivas y el estado de los Niveles de funcionamiento cortical.

Palabras claves: neuropsicología, baterías de pruebas neuropsicológicas clásicas, neurocognición y analizadores.

Índice:

Introducción:

La neuropsicología es una rama de especialización, que se puede alcanzar después de los estudios universitarios de grado; así, un neuropsicólogo es un profesional de la salud con formación específica en esta área . El campo en el que se desempeña este profesional puede estar en ambientes académicos, clínicos o de investigación. En clínica su papel es la evaluación de los efectos psicológicos y comportamentales del daño cerebral de una persona con el fin de detectar y establecer una relación entre las zonas anatómicas y las funciones cognitivas afectadas, con el objeto de delinear un programa de rehabilitación neuropsicológica pertinente al caso.

I. Orígenes de la Neuropsicología:

La neuropsicología tiene su origen en los trabajos de varios psicólogos y médicos en los siglos XIX y XX.

> *El estudio de la afasia:*

Hacia mediados del siglo XIX, el médico y antropólogo francés Pierre Paul Broca (1824-1880) se hizo famoso por declarar en 1864 la localización del centro del lenguaje, conocido hoy en día como "Área de Broca" y ubicado en la tercera circunvolución frontal del hemisferio izquierdo. Este descubrimiento fue vital para establecer una clasificación de uno de los síndromes neuropsicológicos por excelencia: la afasia.

En la afasia de Broca fundamentalmente está alterada la fluencia expresiva; permaneciendo la comprensión fundamentalmente preservada.

Es menos conocido que ya en 1836, (y por tanto 30 años antes que Broca), el médico francés Marc Dax había descrito un caso de parálisis derecha asociada a afasia, que él relacionó con un daño cerebral por ACV en el hemisferio izquierdo. Sin embargo, a Marc Dax nunca se le reconoció su gran descubrimiento.

En 1874 el médico alemán Carl Wernicke (1848-1905) describe el síndrome afásico que lleva su nombre (síndrome de Wernicke) y que es parcialmente opuesto al descrito por Broca.

La afasia de Wernicke se da por una lesión temporal-parietal izquierda. En ella, la comprensión es lo más alterado, siendo la fluencia normal. Sin embargo el contenido del lenguaje de estos pacientes también está alterado en la forma que a veces se ha denomidado "ensalada de palabras" (las palabras están bien pronunciadas pero su contenido solo se ajusta parcialmente a la gramática y objetivo comunicativo del sujeto).

Cuando la encefalopatía de Wernicke se acompaña del síndrome de Korsakoff, la combinación de ambos es llamada síndrome de Wernicke-Korsakoff. Este mismo autor describió por primera vez la encefalopatía que lleva su nombre (síndrome de Korsakoff), debida a un déficit de tiamina y caracterizada por un síndrome confusional y amnesia.

> *Gall y la frenología :*

Un precursor de las ideas de Broca fue Franz Joseph Gall (1758-1828); creador de la frenología en 1802. La frenología consideraba que existían funciones mentales con una localización diferenciada en el cerebro. Aunque esta disciplina está considerada actualmente una pseudociencia porque su clasificación y localización de las funciones mentales no se basaba en ningún tipo de evidencia científica, el auge que vivió en el siglo XIX preparó el camino a las teorías de Broca.

✓ *Principales aportes de Gall:*

- La diferencia entre los seres humanos se da por el desarrollo del cerebro y del lóbulo frontal.
- La corteza cerebral no es solo tejido vascular.
- Divide entre la materia blanca y la materia gris.

✓ *Conclusiones de Gall:*

- Vías principales del SNC.
- Fibra de asociación no es igual a fibra de proyección.
- Descubre comisuras cerebrales.
- Descubre nervios craneales que se originan en la médula.
- Explica los pliegues del cerebro como la necesidad de ganar espacio dentro del cráneo.

➢ *Frenología:*

- Los aspectos psicológicos, intelectuales, morales dependen de la organización funcional del cerebro.
- Cada facultad psicológica depende de la región del cerebro.
- Calidad y grado de las facultades dependen del desarrollo de la masa del cerebro asociada con ellos.
- Facultades psicológicas, morales, intelectuales son innatas. además se pueden heredar

➢ *El debate entre localizacionismo y funcionalismo:*

Un científico muy crítico con las ideas de la frenología fue Marie-Jean Pierre Flourens (1794-1867). Este fisiólogo francés creía que era imposible localizar las funciones cerebrales con precisión, ya que las diferentes estructuras cerebrales interactuaban entre sí creando sistemas funcionales.

Un contemporáneo de Wernicke tomó el relevo como defensor del funcionalismo. John Hughlings Jackson (1835-1911), un médico inglés, fue muy crítico con los aportes de Broca y Wernicke; negando la posibilidad de que se pudiesen encontrar localizaciones neurológicas específicas para el lenguaje; por considerar a esta una capacidad demasiado compleja.

El debate que iniciaron Gall y Flourens y continuó Jackson entre localizacionismo y funcionalismo ha perdurado hasta el siglo XXI, y aun ahora forma parte de la neuropsicología actual.

> *Luria, padre de la neuropsicología actual :*

Más tarde, recién entrado el siglo XX, el psicólogo y médico ruso Alexander Romanovich Luria (1902-1977) perfeccionó diversas técnicas para estudiar el comportamiento de personas con lesiones del sistema nervioso, y completó una batería de pruebas psicológicas diseñadas para establecer las afecciones en los procesos psicológicos: atención, memoria, lenguaje, funciones ejecutivas, praxias (ver apraxia), gnosias (ver agnosia), cálculo, etc. La aplicación de esta extensa batería podía darle al neurólogo una clara idea de la ubicación y extensión de la lesión, y al mismo tiempo, al psicólogo le proporcionaba un reporte detallado de las dificultades cognoscitivas del paciente. Desgraciadamente, la separación que se vivió durante la guerra fría entre los regímenes capitalista y comunista, así como el poco interés por traducciones desde el idioma ruso, dificultaron la llegada de sus ideas al mundo occidental.

Fue discípulo de Lev Semiónovich Vygotski, y uno de los fundadores de la neurociencia cognitiva, parte de la neuropsicología. Con la publicación de sus dos obras más importantes, La afasia traumática y Las funciones corticales superiores del hombre, basados en su investigación de los casos de heridas cerebrales durante la Segunda Guerra Mundial, se puso a la cabeza de la neuropsicología mundial.

La editorial española KRK ha publicado dos libros en los que el neuropsicólogo relata dos interesantes casos clínicos: Pequeño libro de una gran memoria. La mente de un mnemonista (Traducción: Lydia Kúper) ISBN 978-84-8367-178-8 y Mundo perdido y recuperado. Historia de una lesión (Traducción: Joaquín Fernández-Valdés) ISBN 978-84-8367-284-6.

II. Revisión de conceptos

- Función

Respecto del proceso de manipulación de objetos, que puede ejecutarse mediante diferentes secuencias de impulsos motores, o el proceso de escribir, que puede hacerse con una mano o con la otra, Luria expresa que "aunque esta estructura «sistémica» es característica de sistemas conductuales relativamente simples, es mucho más característica de formas más complejas de actividad mental. Naturalmente, todos los procesos mentales tales como percepción y memorización, hipnosis y praxis, lenguaje y pensamiento, escritura, lectura y aritmética, no pueden ser considerados como «facultades» aisladas ni tampoco indivisibles, que se pueden suponer «función» directa de limitados grupos de células o estar «localizadas» en áreas particulares del cerebro".

- Localización

Respecto de la localización, Luria expresa que los "sistemas funcionales complejos no pueden localizarse en zonas restringidas del córtex o en grupos celulares aislados, sino que deben estar organizados en sistemas de zonas que trabajan concertadamente, cada una de las cuales ejerce su papel dentro del sistema funcional complejo, y que pueden estar situadas en áreas completamente diferentes, y, a menudo, muy distantes en el cerebro".

"La segunda característica propia de la «localización» de los procesos superiores del córtex humano es que nunca permanece constante o estática, sino que cambia esencialmente durante el desarrollo del niño y en los subsiguientes periodos de aprendizaje. Esta proposición que a primera vista podría parecer extraña, de hecho es bastante natural. El desarrollo de cualquier tipo de actividad consciente compleja al principio se va extendiendo y requiere un cierto número de dispositivos externos para ello y hasta más tarde no se va condensando gradualmente y se convierte en una habilidad motora automática".

"Todo lo que se ha dicho sobre la estructura sistémica de los procesos psicológicos superiores obliga a una revisión radical de las ideas clásicas sobre su «localización» en el córtex cerebral. Por consiguiente, nuestra misión no es «localizar» los procesos psicológicos superiores del hombre en áreas limitas del córtex, sino averiguar, mediante un cuidadoso análisis, qué grupos de zonas de trabajo concertado del cerebro son responsables de la ejecución de la actividad mental compleja; qué contribución aporta cada una de estas zonas al sistema funcional complejo; y cómo cambia la relación entre estas partes de trabajo concertado del cerebro en la realización de la actividad mental compleja, en las distintas etapas de su desarrollo"

- Síntoma

En cuanto a la importancia de la detección de los síntomas producidos por lesiones cerebrales, Luria explica que "si la actividad mental es un sistema funcional complejo, que supone la participación de un grupo de áreas del córtex que trabajan concertadamente (y algunas veces, áreas del cerebro muy distantes), una lesión de cada una de estas zonas o áreas puede conducir a la desintegración de todo el sistema funcional, y de este modo el síntoma o pérdida de una función particular no nos dice nada sobre su «localización»".

"Para poder progresar desde el establecimiento del síntoma (pérdida de una función dada) hasta la localización de la actividad mental correspondiente, queda aún mucho camino por hacer. Su parte más importante es el detallado análisis psicológico de la estructura de la enfermedad y la elucidación de las causas inmediatas del colapso del sistema funcional, o, en otras palabras, una cualificación detallada del sistema observado"

- Las tres principales unidades funcionales

Luria describe toda actividad mental con base en tres unidades funcionales del cerebro:

1) Unidad para regular el tono o la vigilia.

2) Unidad para obtener, procesar y almacenar información que llega del mundo exterior.

3) Unidad para programar, regular y verificar la actividad mental.es la organización de la actividad consciente

Destaca que cada una de estas unidades es de estructura jerárquica y consiste en tres zonas corticales una sobre la otra:

A) El área primaria (de proyección) que recibe impulsos de, o los manda a, la periferia.

B) El área secundaria (de proyección-asociación) donde la información que recibe es procesada, o donde se preparan los programas.

C) El área terciaria (zonas de superposición), los últimos sistemas en desarrollarse en los hemisferios cerebrales, y responsables en el hombre de las más complejas formas de actividad mental que requieren la participación concertada de muchas áreas corticales.

> *Las guerras mundiales y el estudio de pacientes neurológicos:*

A través de la guerra, el siglo XX proporcionó a la medicina y a la psicología oportunidades trágicas, pero importantes, para estudiar la función cerebral. La observación y medición del comportamiento de los pacientes con diversos traumatismos sufridos durante el combate permitió establecer las áreas del cerebro que se ocupan de las diversas manifestaciones conductuales. Las heridas de guerra, normalmente por bala o metralla tenían la "ventaja" científica de ser localizadas a una única zona cerebral. Esto permitía estudiar con una precisión imposible hasta ese momento la relación entre localización y función. También se utilizó el método lesional con animales, produciendo daños de forma experimental para observar los cambios en el comportamiento y establecer paralelos con los seres humanos.

> *Actualidad:*

La neuropsicología se vale hoy en día de métodos experimentales, de la observación clínica, y se puede apoyar de los estudios de imágenes del cerebro (TAC, RMN, PET, SPECT, IRMf, flujo sanguíneo relativo, etc.) y de las ciencias cognoscitivas para diseñar esquemas de funcionamiento y de rehabilitación de las funciones dañadas o perdidas, basados en las funciones preservadas.

> **_Las pruebas neuropsicológicas:_**

Mucho del trabajo clínico se sigue haciendo con pruebas neuropsicológicas. Hoy en día hay varias evoluciones del trabajo de Luria, en forma de baterías y pruebas neuropsicológicas como:

- Batería Halstead-Reitan
- Programa Integrado de Exploración Neuropsicológica, conocido como test Barcelona.
- Batería Luria-Christensen
- Batería Luria-Nebraska
- ENI - Evaluación Neuropsicológica Infantil
- K-ABC
- Neuropsi

Estos instrumentos exploran con profundidad las diversas funciones cognitivas y rinden un informe del estado en que se encuentran.

> _Neurorehabilitación:_

El paradigma imperante a lo largo de las diferentes escuelas neuropsicológicas plantea que la neuropsicología es una herramienta de fundamental importancia para rehabilitar pacientes con patologías neuropsicológicas. Los Ictus o infartos cerebrales constituyen la principal causa de discapacidad en el mundo y junto con la rehabilitación física como la kinesiología, la neuropsicología se encarga de la neurorehabilitación para intentar minimizar los déficits que pueda sufrir el paciente y mejorar su calidad de vida.

Uno de los factores fundamentales de la neurorehabilitación es que el paciente pueda emprender acciones para manejarse con la mayor independencia posible en su entorno habitual.

La rehabilitación neuropsicológica es un tratamiento recomendado para quien sufrió un daño a las estructuras del sistema nervioso central, principalmente al cerebro.

- Antecedentes

Este tratamiento inició de forma profesional después de la Primera Guerra Mundial. Dos figuras esenciales en el mismo fueron A.R. Luria y O.L. Zangwill, quien propuso la metodología de tres enfoques: compensación, sustitución y reaprendizaje.

- Tipos de pacientes

Las personas que han sufrido un traumatismo craneoencefálico (TCE) por un golpe severo, caída, choque automovilístico, lesión por arma de fuego, y otros, tendrán alteraciones físicas en el material que compone al cerebro y sus conexiones. Asimismo, las personas que han sufrido asfixia, hipoxia, envenenamiento por gas, casi-ahogamiento en albercas, pérdidas súbitas del estado de alerta, estado de coma y otros, muy probablemente cursen con problemas de memoria en el corto o largo plazo.

Para todos ellos, las herramientas que el profesional en neuropsicología le pueda otorgar serán benéficas para su rehabilitación y su mejor adaptación a las nuevas condiciones de salud -en primer lugar- y en su vida diaria -en consecuencia-.

La rehabilitación neuropsicológica también está dirigida a los adultos que presentan deterioro cognitivo leve o demencia en estadios tempranos de la enfermedad. El programa debe estar enfocado para conservar lo más posible las capacidades cognitivas de la persona enferma y para ayudar a sus familiares a adaptarse al deterioro progresivo de su paciente.

La rehabilitación neuropsicológica también está dirigida a los jóvenes, los adultos y los ancianos que presentan deterioro cognitivo leve o demencia (sea demencia tipo Alzheimer, demencia por Hungtinton, por Cuerpos de Lewy, demencia vascular, etc.) Además hay que señalar que la rehabilitación neuropsicológica debe llevarse a cabo por medio de neuropsicólogos clínicos, esto es, un profesional de la salud especializado en el área psicólogo, psicomotricista, médico y terapeuta ocupacional.

- Tratamiento

Las tareas neuropsicológicas que se le plantean a las personas, deben estar enfocadas a su estilo de vida, a la validez ecológica y a las necesidades y capacidades actuales de la persona que requiera el tratamiento.

El programa de rehabilitación neuropsicológica puede ampliarse, involucrando a la familia, para que sigan el tratamiento en casa, y no solo en el consultorio o en el centro sanitario donde se haya contactado con el especialista.

> *Dimensión Social de la Discapacidad:*

Es cierto que muchas veces no sólo funcionan como limitantes las secuelas físicas, emocionales y cognitivas, también se constituye como una gran barrera la discriminación y la falta de espacios culturales para resocializar al individuo. Generando un problema sociosanitario, económico y familiar. Afectando al paciente en sus actividades de la vida diaria: aprendizaje y aplicación del conocimiento, tareas y demandas generales, comunicación, movilidad, vida doméstica y autocuidado.

> *Rol de Cuidador:*

Dependiendo de las condiciones prestacionales sanitarias o económicas el cuidador es generalmente un familiar o una persona con conocimiento en cuidado de enfermos o ancianos.

Sea quien fuese el cuidador del paciente que sufre una patología neurológica, neuropsiquiátrica]] o neuropsicológica, tendrá el riesgo cierto de padecer el Síndrome de burnout |CIE-10 = Z73.0 |CIAP-2 = P78 en castellano conocido como Síndrome del Quemado, lo cual lleva a incluir, el rol del cuidador, con sumo cuidado de atención médica, siendo uno de los factores necesarios para la neurorehabilitación y lograr un entorno facilitador para mejorar la calidad de vida del paciente.

Los procesos cognitivos en los pacientes de la senectud son generalmente los más afectados, inducidos por varios factores de riesgo como la edad, las enfermedades crónicas y una acumulación del estilo de vida que recae en la calidad de vida de cada persona.

La atención dividida en las personas mayores presenta capacidad disminuida sobre todo cando se presta atención a varias tareas al mismo tiempo, y a más tareas, implicadas mayor dificultad.

Con la edad este tipo de atención se deteriora solo en algunos casos:

1. A la hora de indicar si un determinado objetivo está presente o no, no hay diferencias de edad

2. Pero ante tareas complicadas, la ejecución de los gerontes es peor que en los jóvenes. Solo sí la tarea es compleja, la atención dividida se deteriora con la edad.

Ponds, Browers y Wolffelaar (1988), lo vieron en conductores con experiencia que tenían que distribuir su atención entre dos tareas simultáneas. En esa experiencia, no se pudo determinar si el declive en la ejecución con la edad se debía a un enlentecimiento generalizado, en el que un procesamiento más lento interfiere con la posibilidad de integrar dos subtareas en una sola, o a unas repuestas motoras enlentecidas que hacen difícil combinar las teclas de girar y de apretar en una serie de respuestas rápidas.

La atención selectiva cumple función de filtro y se encuentra entre las más básicas de la atención, resultando esencial para el aprendizaje (Plude, Enns y Brodeur, 1994). Las diferencias en el nivel de ejecución entre diferentes edades depende de la naturaleza de la tarea, cuando hay que seleccionar información relevante en un contexto de mucha información irrelevante, entonces aparecen diferencias con la edad, que perjudican a los ancianos; no así cuando la tarea es sencilla.

Plude y Doussard-Roosevelt (1989), realizaron un estudio en el que se pedía a jóvenes de 20 años y a ancianos de 70 años que relacionaran un objetivo entre presentaciones de Xs y de Os. Aunque los ancianos eran mas lentos que los jóvenes, mostraron mayor precisión en la detección. Sin embargo, cuando la dificultad de la tarea aumentaba porque se consideraban más propiedades o características del estímulo, el desfase en velocidad entre los dos grupos de edades aumentaba. Mediante manipulaciones de la tarea, los investigadores llegaron a la conclusión de que la mayor lentitud puesta de manifiesto por los ancianos no procedía de diferencias en enlentecimiento sensorial o en estrategias de búsqueda, sino de un enlentecimiento generalizado en el sistema nervioso central que afecta los procesos atencionales.

Con relación al cambio de foco de atención, la eficacia con que se realiza parece disminuir con la edad, aunque algunos investigadores han puesto en entredicho esta disminución tradicionalmente aceptada. Además de ser más lentos para cambiar el foco de atención entre dos o más fuentes de información alternativas, los investigadores, hasta hace poco, asumieron que los ancianos eran también menos precisos. Como causa de esta situación, se la atribuían a la reducción de la capacidad de la memoria a corto plazo con cualquier cambio de atención. También se culpaba a las dificultades en la recuperación, puesto que el cambio de atención implica que exista la conciencia de cadenas separadas de pensamiento y que aunque una sea el foco de atención, las otras deban ser mantenidas para una posterior recuperación. Tal como McDowd y Birren (1990) señalan, un problema cotidiano de este último tipo es el que se produciría cuando uno va a una habitación, pero se nos olvida por qué hemos ido; la intención de recuperar algo se pierde cuando se atiende al hecho de ir a otra habitación.

Los ancianos necesitan más tiempo para tomar decisiones atencionales, pero con un tiempo de preparación adecuada, muchas diferencias de edad desaparecen.

Un proceso psíquico muy asociado al proceso de atención lo es la memoria. La memoria constituye el proceso psíquico que funciona como indicador tradicional de envejecimiento; esto está reconocido tanto por científicos como por el saber popular.

Es común que recoger quejas mnésicas que aparecen con la edad en sujetos correctamente integrados en el aspecto social y que se quejan de infidelidades de su memoria, que conciernen en particular, al olvido de nombres propios, a las dificultades en encontrar objetos o documentos, o a retener números de teléfonos o listas de las compras. Los "trastornos de memoria asociada a la edad" se definen clínicas y psicométricamente. Estas dificultades podrían afectar a más de una tercera parte de los sujetos de 60 años y no constituirían ni el estado inicial de una demencia, ni un factor de riesgo para la aparición posterior de una demencia, aunque su etiología sigue actualmente sin aclararse, fue denominado por Kral (1962) "olvidos benignos de la senescencia".

No podemos afirmar que la memoria de las personas empeore con la edad, ni que el olvido sea una consecuencia inevitable del envejecimiento. Además, las pequeñas pérdidas que se producen en la etapa adulta son fácilmente compensadas por el uso de otras estrategias cognitivas como por ejemplo: la de prestar más atención inicial al material. Las tres estructuras de la memoria se ven afectadas de forma diferente; la memoria sensorial, y la memoria a corto plazo no sufre cambios significativos; sin embargo, en la memoria a largo plazo en ancianos no enfermos, hay una pérdida que parece no estar tanto en la capacidad para almacenar información, como en la habilidad para recuperarla. (Salthouse, 1991).

Cuando se producen alteraciones en la memoria en la vejez, las hipótesis explicativas se han centrado en factores ambientales (cambios en el estilo de vida o en la motivación), déficit del procesamiento de información (el área que ha recibido más investigación y que utilizaremos enseguida en nuestra exposición) y factores biológicos (deterioro en determinadas partes del cerebro, como los lóbulos frontales). Esta última explicación resulta útil en los casos de enfermedad física o mental, pero en personas mayores con buena salud se producen déficit de memoria que no parece completamente explicable por factores biológicos.

Para comprender la naturaleza de los cambios con la edad en la memoria, se puede dividir el sistema en capacidades y contenido:

1. Las capacidades de la memoria, que se componen de estructuras y de procesos, pueden declinar.

2. Pero los contenidos de la memoria que aluden al conocimiento almacenado puede aumentar.

Esquema del sistema de memoria

➢ *Memoria*

<u>Capacidades</u>

- Estructuras:

    - Memoria sensorial

    - Memoria a corto plazo

    - Memoria a largo plazo

    Memoria a muy largo plazo

- Procesos

    - Codificación

    - Almacenamiento

    - Recuperación

<u>Contenidos</u>

- Conocimiento almacenado:

    - Memoria procedural

    - Memoria declarativa:

    (episódica y semántica)

Bueno y Vega, (1993), en un trabajo investigativo plantearon, de acuerdo con un punto de vista lineal del procesamiento, que el sistema de memoria se puede subdividir en diferentes etapas. La información se transfiere a lo largo de distintos canales, cada uno de las cuales posee unas funciones de retención y transformación características:

1. Un primer contacto se realizaría en la memoria sensorial, que es un sistema pre conceptual y pre atencional de estabilidad extremadamente baja. La información ambiental-imágenes, sonidos, olores, sabores, etc., se mantienen durante un segundo; tras ese tiempo, la información decae en esta etapa, por lo que para utilizarla debe ser procesada a un nivel más profundo.

2. El segundo sistema denominado memoria a corto plazo o memoria primaria, exhibe una estabilidad algo mayor, pero es también de capacidad muy limitada, por lo cual la información se pierde rápidamente.

3. La información solo se mantiene cuando pasa a un almacén muy estable como es la memoria secundaria o a largo plazo.

4. A veces se habla de una memoria terciaria o a muy largo plazo, en la cual la información se almacena de modo permanente.

A medida que aumenta la edad cada uno de estos sistemas se ve afectado de modo muy distinto, lo cual se expone a continuación:

➢ **Memoria sensorial**

El conocimiento sobre la relación entre memoria sensorial y edad procede fundamentalmente de los trabajos realizados sobre la memoria visual (icónica). Por el contrario, la información sobre la relación entre le memoria sensorial para el sistema auditivo y el envejecimiento apenas existe. Con la edad sabemos que se producen cambios diversos en el sistema visual y a pesar de ello, no se han demostrado déficit consistente a medida que aumenta la edad ni en la capacidad para identificar estímulos visuales presentados brevemente, ni en la persistencia de la información almacenada en el registro sensorial.

En relación a la transferencia desde el registro sensorial a la memoria primaria y/o secundaria parece ser que los ancianos necesitan más tiempo que los jóvenes para extraer la información de letras sencillas, pero la cuestión práctica que se desprende de estos datos estriba en si una pérdida modesta en memoria sensorial contribuye de forma significativa a las dificultades de aprendizaje y de recuperación de la información que experimentan los ancianos. La mayoría de los investigadores están de acuerdo en que el envejecimiento solo tiene efectos pequeños y carentes de importancia sobre la memoria sensorial.

➢ **Memoria a corto plazo**

Es un sistema de capacidad limitada que mantiene la información en la conciencia. A pesar de ser un almacén temporal con capacidad limitada, la memoria primaria desempeña un importante papel en el control y la asimilación de nueva información, estando implicada cuando la información es todavía el objetivo de la atención conciente. Palacios y Marchesi (1985).

Gracias a su existencia retenemos en nuestra mente determinados materiales (números telefónicos, nombres, etc.), si mantenemos repitiendo el material, no lo perdemos, porque la información en 15 seg. se pierde, si la información presentada no se transfiere a la memoria a largo plazo, se perderá en cuanto se elimine la atención.

La capacidad de almacenamiento de la memoria a corto plazo solemos medirla mediante tareas de amplitud de memoria por ejemplo: recordar dígitos hacia adelante o hacia atrás. La capacidad estándar de este sistema está en torno a los siete más/ menos dos ítems, y lo que supere esa cantidad debe ser recuperada de la memoria a largo plazo.

No ha sido posible concluir los resultados obtenidos con la tarea de amplitud de dígitos hacia delante porque, aunque tradicionalmente se ha mantenido ,que cuando las listas no son muy largas se observan diferencia entre los jóvenes y los ancianos, en el análisis realizado por Verhaeghen, Marcoen y Goossens (1993), encontraron que los ancianos se situaban en torno a los percentiles 30 ó 35 de la distribución de ejecución con la edad adulta con listas pequeñas.

Sin embargo, cuando la tarea por su extensión requiere que intervenga la memoria secundaria o cuando las tareas exigen mayor retención, flexibilidad mental y procesos de reorganización del material, las diferencias entre jóvenes y ancianos se manifiestan más claramente, por ejemplo: con la tarea de recuerdo de una serie de ítems en el orden inverso en el que se ha escuchado o visto.

Henry y Millar (1993), señalaron que a pesar de lo anteriormente expuesto, bajo algunas circunstancias, la capacidad de memoria puede aumentar. Sin embargo, no están claras las razones de ese incremento.

La memoria a corto plazo se utiliza también para el procesamiento. Por ello se ha introducido el concepto de memoria de trabajo o memoria activa (Baddeley, 1986). Para medir su capacidad en investigaciones se han utilizado dos tipos de tareas:

1. La amplitud de escucha o de lectura (en la que una serie de frases cortas se oyen o se leen de las que debe retenerse y recordarse después la última palabra (Daneman y Carpenter, 1980), como procesamiento concurrente puede pedirse que se detecten los errores gramaticales.

2. La amplitud de cálculo (en la que el sujeto tiene que retener y recordar el último dígito de cada una de varias series de problemas aritméticos (Salthouse, 1988). Como procesamiento concurrente el sujeto puede resolver problemas de cálculo.

En estas tareas los ancianos se sitúan en el percentil 21 de la distribución de la ejecución de la edad adulta. En ambas tareas hay que almacenar los ítems presentados, y hay que realizar un procesamiento concurrente.

Se desconoce la causa de la menor eficiencia de la memoria activa con el envejecimiento.

1. Algunos piensan que se deba a una disminución de los recursos de procesamiento.

2. Otros piensan que pueda ser el resultado de una menor flexibilidad en el procesamiento, por lo que sería más difícil cambiar de un proceso a otro (Dobbs y Rule, 1989).

3. Otros han sugerido que el problema podría proceder de la intrusión de información irrelevante en la memoria activa, que desplaza el material deseado o dificulta la recuperación de información específica desde la memoria a largo plazo.

La recuperación de la memoria a corto plazo suele evaluarse con la tarea de búsqueda en memoria. En esta tarea se pide a los sujetos que mantengan en la mente una serie de ítems que no sobrepasan la amplitud de la memoria a corto plazo. Luego se le presenta un ítem de prueba y tiene que decidir si ese ítem estaba o no presente en el conjunto original, que permanece en la memoria a corto plazo.

Este proceso de recuperación también empeora con la edad puesto que se recupera más lentamente (en la tarea de velocidad de búsqueda) de acuerdo con Verhaeghen, Marcoen, y Goossens (1993). Además, los ancianos cometen significativamente más errores que los jóvenes en dicha tarea de búsqueda de memoria.

Se encontró una interacción entre los cambios con la edad y la familiaridad con los estímulos presentados, de tal manera que las diferencias entre los jóvenes y ancianos eran menores con estímulos familiares que con otros pocos habituales. A pesar de la divergencia de resultados encontrados por diferentes autores sobre la existencia o no de diferencias con la edad en memoria a corto plazo, parece claro que la memoria primaria se ve afectada por las diferencias en edad.

En la memoria a corto plazo el declive más acusado aparece a partir de los 70 años.

> **Memoria a largo plazo.**

Es potencialmente ilimitada, implica mecanismos muy variados y de gran extensión temporal. Intervienen en todo el proceso de recuerdo activamente, además de ser el sistema que mantiene de forma permanente la información. Es el almacén de nuestra experiencia pasada y en ella se mantiene lo que previamente denominábamos contenidos de la memoria: recuerdos del pasado, nuestro conocimiento sobre el mundo y sobre cómo hacer las cosas, e incluso la información sobre cómo funcionan nuestros procesos de pensamiento.

Cuando la información se codifica, se transfiere a la memoria a largo plazo donde se mantiene hasta que se necesita. Cuando se recupera la información se transfiere de nuevo a la memoria a corto plazo, donde se puede manipular de forma consciente. Para investigarla se han utilizado las tareas de aprendizaje social y la de pares asociados (comentadas al tratar el aprendizaje verbal).

Teóricamente al menos, una ejecución pobre en tareas de memoria puede radicar en diferentes mecanismos. Se puede fallar en codificar o asimilar el material que se aprende. Podría haber problemas para mantener almacenada la información codificada. El material tras ser codificado y almacenado, puede resultar inaccesible. O la clave del déficit puede estar en los procesos organizativos que se producen en la interacción entre codificación y recuperación.

El rendimiento de la memoria a largo plazo se muestra claramente más afectado por la edad, de manera que presenta una disminución significativa de la juventud a la adultez y a la vejez. Los esfuerzos de los investigadores se han dirigido a tratar de identificar las razones de esta disminución, intentando ver en qué medida se ven afectados por el envejecimiento los diferentes procesos que intervienen en la memorización (codificación, almacenamiento y recuperación):

- en los ancianos se han observado déficit en la codificación, en particular cuando se trata de tareas que exigen un procesamiento muy elaborado por contener mucha información o por tener información muy compleja; en estos casos, los ancianos preparan peor el material para su memorización. Por ejemplo, en el procesamiento semántico (que es más "profundo"), exige una codificación más elaborada, y por lo tanto, conduce a una retención superior que los otros tipos de procesamientos más "superficiales".

- la capacidad de almacenamiento parece ser tan buena y mantenerse tan eficientemente en personas de 80 años como en sujetos jóvenes (20 años). Incluso si una persona es incapaz de recuperar la información, una vez que se almacena, se cree que permanece en la memoria a largo plazo, aunque resulte inaccesible; si se diera la señal correcta en la situación adecuada, se podría recuperar la información;

- hay diversas evidencias que parecen dar razón a quienes defienden que los problemas de memoria de los ancianos radican en la dificultad para recuperar la información almacenada. Por una parte, cuando se han comparado los resultados obtenidos por los ancianos en tareas de reconocimiento frente a tareas de recuerdo, se han producido menos diferencias en comparación con los jóvenes en el primer tipo de tareas que en el segundo. En una tarea típica de reconocimiento, se presentan sucesivamente dos grupos de dibujos o de palabras y se pide a los sujetos que indiquen si los dibujos o las palabras del segundo grupo son nuevas o estaban incluidas en el primer grupo. En las tareas de recuerdo, se pide a las personas que aprendan una lista de palabras, para después recordarlas de forma espontánea. Se cree que el reconocimiento exige poco esfuerzo de recuperación, mientras que el recuerdo exige más. Verhaeghen, Marcoen y Goossens (1993), encontraron resultados diferentes en la comparación anterior, en cuanto a tareas de reconocimiento y de recuerdo, al comparar condiciones de recuerdo libre y de recuerdo señalizado , también se ha encontrado que los ancianos emplean mecanismos de recuperación menos efectivos que los jóvenes puesto que cuando se les da indicios o señales para recordar (recuerdos señalizados), mejoran su ejecución en comparación con la línea base de recuerdo libre (Poon, 1985).

- finalmente, existen interacciones entre la codificación y la recuperación, puesto que la información que se guarda peor codificada es luego más difícil de recuperar. El déficit relacionado con la edad para listas organizadas categorialmete persisten. Los déficit están dados en que los ancianos codifican menos ítems por categorías que los jóvenes y no que los gerontes sean peores codificando información que los jóvenes (por ejemplo: nombres de categorías), (Zivian y Darjes, 1983).

También los procesos organizativos pueden estar implicados, cuando se presentan listas de ítems que aparentemente no están relacionados. Aquí las personas harían organizaciones subjetivas para combinar la conexión inventada con los ítems específicos. En este sentido los ancianos organizan menos que los jóvenes la información de forma subjetiva y descubren menos relaciones entre palabras que estos.

Por lo que se refiere a los contenidos de la memoria a largo plazo, distinguimos entre la memoria procedural (de procedimiento) y memoria declaratoria. Dentro de esta última se distinguen, a su vez, la memoria episódica y semántica.

Tradicionalmente se ha pensado que los recuerdos son sensibles al envejecimiento, pero que los recuerdos semánticos no se suelen deteriorar en la vejez (Craik y Simon, 1980). En tareas de laboratorio de memoria episódica, los ancianos ejecutaban peor, mientras que en tareas semánticas (ejemplo: en prueba de vocabulario), no se declinaba con la edad. Botwinick (1984), encontró que en pruebas de vocabulario (en subpruebas verbales del WAIS), aparecía poco declive con la edad. Esto llevó a pensar que a diferencia de otros aspectos cognitivos, el lenguaje se mantiene estable a lo largo de la edad adulta. En memoria semántica en estudios recientes, por el contrario, se han encontrado disminuciones relacionadas con la edad. Por ejemplo:

1. Muestran disminuciones relacionadas con la edad en algunas pruebas de vocabulario

2. Producen menos ítems en pruebas de fluidez verbal.

3. Tienen mayores dificultades para encontrar las palabras en el discurso espontáneo.

La naturaleza de la prueba de vocabulario parece estar relacionada con la dirección y magnitud de las diferencias con la edad. En la práctica resulta difícil decidir si una información particular es semántica o episódica, especialmente cuando se considera la comprensión y la producción del lenguaje oral cotidiano (Light y Burke, 1988).

Tanto los recuerdos semánticos como los episódicos se acumulan a lo largo de la vida, y los ancianos pueden ir aumentando su base de conocimiento de forma progresiva, por lo que en muchas situaciones puedan compensar los declives en la eficiencia del sistema de memoria, apoyándose en el conocimiento almacenado. De ahí que en situaciones en las que está involucrado el conocimiento del mundo, los ancianos pueden recordar tan bien como los jóvenes. Controversia similar a la memoria declaratoria es la que se refiere a la distinción entre la memoria explícita (requiere la intención de recordar y conlleva la conciencia de tener que hacerlo) e implícita (no hay conciencia explicita de tener que recordar).

Consideraciones relacionadas con la utilización de la memoria en situaciones de la vida cotidiana. Algunos contenidos típicos de este tipo de memoria tienen que ver con los recuerdos autobiográficos y con la memoria de tipo retrospectivo y prospectivo.

Desde una perspectiva ecológica también se ha estudiado la memoria. Este es un campo relativamente nuevo y se distinguen áreas como: la memoria para materiales y sucesos significativos, y la metamemoria. Esta última se refiere a cuanto conocemos sobre las propias habilidades y capacidades mnemónicas y sobre las estrategias que se pueden aplicar. Conocerla es muy importante puesto que la confianza en las propias habilidades influye en la cantidad de preparación o el esfuerzo que se pone en tratar las tareas cotidianas.

Los ancianos tienden a percibirse a sí mismos como menos eficaces, en comparación con los jóvenes; sin embargo, en lo que respecta al conocimiento sobre el funcionamiento de la propia memoria, las diferencias de edad son mínimas.

La propia actitud que un anciano tenga hacia los cambios de su memoria es tan importante como los cambios en si mismos. Algunas personas continúan aprendiendo cuando envejecen y siguen empleado sus capacidades cognitivas al máximo sin utilizar el envejecimiento como una excusa para la desgana mental. Otros ancianos abandonan cualquier aprendizaje nuevo y no intentan actividades cambiantes porque dicen que "ya no están para esas cosas".

Los estereotipos negativos sobre el envejecimiento contribuyen a que las personas ancianas tengan poca confianza en sus capacidades mentales. La falta de confianza en uno mismo socava las capacidades mnemónicas de diversas maneras: aumenta la ansiedad y/o la depresión por las pérdidas de memoria real o imaginada, lleva a utilizar expectativas no realistas para evaluar las propias capacidades, conduce a un menor esfuerzo de memoria y desanima en la búsqueda de estimulación intelectual.

Además de los factores mencionados hasta ahora, existen otros muchos que pueden dar lugar a la enorme variabilidad de resultados encontrados entre los ancianos en tareas de memoria. Entre ellos están: familiaridad, experiencia, salud, diferencias individuales, la motivación, la precaución y la estructura social.

La diversidad de resultados encontrados, especialmente en la investigación sobre el envejecimiento de la memoria, hace que no se pueda documentar el declive de la forma consistente. Esto nos lleva a ser cuidadosos a la hora de interpretar los hallazgos de cualquier experimento sobre el envejecimiento de la memoria. Funcionalmente declive no debe confundirse con déficit. Aunque una disminución en el funcionamiento diario habitual puede resultar trivial, porque el punto máximo de funcionamiento en la juventud se sitúa muy por encima del nivel de supervivencia. No se puede decir que las personas mayores tengan mala memoria sino que los jóvenes tienen una memoria excelente (Vega y Bueno, 1996).

En el trabajo titulado "la esfera intelectual en el adulto medio" (colectivo de autores, 2001), se logró una interesante compilación de datos en relación con el desarrollo intelectual del adulto: los primeros teóricos e investigadores del tema, mantenían la tesis, acorde con el estereotipo cultural vigente, de que la inteligencia declina con la edad. Se pensaba que este decremento era universal y se producía en función de procesos biológicos de envejecimiento.

Con el estudio de la inteligencia, existe un consenso generalizado entre los investigadores en distinguir dos factores básicos: inteligencia fluida y cristalizada. Ambas implican características básicas de la inteligencia: percepción de relaciones, abstracción, razonamiento, formación de conceptos y resolución de problemas. No obstante, reflejan diversos procesos de adquisición, están incluidos por distintos antecedentes, se manifiestan en diferentes instrumentos de medida y por último presentan distintas pautas de cambio en el curso del desarrollo adulto.

Resultados encontrados en los tests de escala Weschler, proporcionan un marco explicativo respecto al rendimiento verbal y manipulatorio. El rendimiento en test de la escala verbal (vocabulario, información, etc.) suele incrementarse con la edad, ya que corresponde a medidas de la inteligencia cristalizada. Por el contrario, en los test de la escala manipulativa (de rendimiento perspectivo, matiz) suele aparecer un decremento en el rendimiento con la edad, ya que se trata de medidas de la inteligencia fluida. (Febles, s.f.)

Como hemos visto hasta aquí los procesos cognitivos de los ancianos son diferentes de cómo eran en la juventud, y de la misma manera que han cambiado los proceso cognoscitivos, (atención y memoria), así también sucede con el aprendizaje: veamos algunas ideas sobre el papel del aprendizaje en el sistema de procesamiento de la información humana y sobre las explicaciones que se han ofrecido al declive encontrado con la edad.

En su mayoría los investigadores concuerdan en que por término medio, el envejecimiento se acompaña de un declive en la habilidad para procesar una información nueva. El declive se ha encontrado de forma consistente en tareas experimentales relacionadas con la atención, el aprendizaje, y la memoria. Pero, este deterioro es menos severo, aparece más tarde y se produce en una proporción más pequeña de la población de lo que se pensó en principio. Incluso la gran variabilidad de los resultados hace que algunos ancianos obtengan mejores resultados que algunos jóvenes.

Light en 1991, realizó una revisión sobre este tema, y encontró diversas explicaciones del declive cognitivo que se produce habitualmente con la edad, pero ninguna de ellas es completa. Un conjunto de ellas se encuentra en los mecanismos básicos de la cognición (reconocimiento, exploración del entorno, integración de la información de diversos sentidos del aprendizaje).

Afectivo

Situaciones estresantes asociadas a la depresión en la edad avanzada o vejez según (Espada, Morales y Orgilés,2012)

- Mayor frecuencia de situaciones aversivas o factores sociales adversos.

- Enfermedad física, incapacidad funcional, severidad del dolor; escasa o nula percepción de control sobre el dolor y la salud física.

- Viudez y pérdida de familiares y/o amigos o una enfermedad grave en las personas del círculo íntimo.

- Problemas con el sueño y problemas en las ejecuciones cognitivas.

- Déficit de recursos económicos; admisión de necesidad de ayuda económica.

- Falta de apoyo social, vivir solo o pasar el día solo, falta de un confidente íntimo; falta de apoyo familiar y/o institucional.

- Incapacidad para mantener las actividades principales de su vida: pérdida de sus habilidades para el trabajo, para mantenerse físicamente activo, con el resultado de la deprivación de las situaciones reforzantes unidas a estos sucesos (práctica laboral, aficiones, deportes, etc.).

- Ser cuidador primario de un familiar enfermo (por ejemplo, demencia).

- Problemas con amigos o con la persona querida.

Se experimenta una menor frecuencia de sucesos agradables junto a menor capacidad de disfrute y obtención de refuerzo con ellos y mayor aversión ante sucesos estresantes.

- Percepción negativa de salud e incapacidad física. Pensamientos automáticos, actitudes disfuncionales y distorsiones cognitivas con referencia a: Actitudes distorsionadas sobre las implicaciones de la edad: prejuicios sobre las normas relacionadas con la edad y creencias relacionadas con la vejez.

- Distorsiones cognitivas frecuentes: sobregeneralización, inferencia arbitaria y abstracción selectiva.

- Actitudes distorsionadas sobre las implicaciones de la jubilación: creencias equivocadas sobre la propia capacidad para implicarse en diferentes actividades, visión negativa de sus propias capacidades después de la jubilación, creencias disfuncionales sobre las expectativas de los otros.

• Distorsiones cognitivas típicas: sobregeneralización, inferencia arbitraria, pensamiento dicotómico y descalificación de lo positivo.

• Actitudes distorsionadas con respecto a las relaciones familiares: creencias acerca de las expectativas y obligaciones de la familia, especialmente con respecto a los niños.

• Atribuciones desadaptativas e inadecuadas de su enfermedad, etiquetaciones subjetivas erróneas y depresivas de sus síntomas físicos.

• Incremento de la autoatención negativa debido a la soledad y a los problemas físicos, sociales o económicos.

Diferencias de los síntomas depresivos de personas mayores con otros adultos:

1. Mayor número de quejas somáticas relacionadas con dolores.

2. Mayor presencia de síntomas hipocondría.

3. Menor frecuencia de sentimientos de culpa y menos cogniciones depresivas.

4. Menos humor deprimido. Menos cambio de apetito y menos pérdida de peso.

5. La pérdida de autoestima es un síntoma más importante en la edad avanzada en relación con el control personal.

6. Las quejas de falta de memoria correlacionan más con la depresión que la falta de memoria.

7. El letargo es mayor.

8. La habilidad para cuidarse a sí mismos, la independencia funcional, es más importante en la edad avanzada que en la vida adulta.

9. La disforia prevalece menos sobre los otros síntomas.

10. Los sentimientos de ser críticos con los otros son más importantes entre las personas mayores.

11. Mayor número de suicidios. Los síntomas depresivos de los que intentan o consiguen el suicidio no parecen graves.

12. Siempre hay desesperanza, insomnio, tensión, agitación y sentimientos depresivos.

13.	La persistencia de los síntomas depresivos tiende a convertirlos en más estables y uniformes

14.	Mayor cronificación.

Es erróneo creer que es normal que los ancianos se depriman. Cuando una persona mayor se deprime, a veces su depresión se considera erróneamente un aspecto normal de la vejez. La depresión en los ancianos, si no se diagnostica ni se trata, causa un sufrimiento innecesario para el anciano y para su familia. Con un tratamiento adecuado tendría una vida placentera.

Cuando la persona de edad avanzada va al médico, puede describir solo síntomas físicos siendo reacio a hablar de sus sentimientos de desesperanza y tristeza.

La persona puede no querer hablar de su falta de interés en las actividades normalmente placenteras, o de su pena después de la muerte de un ser querido, incluso cuando el duelo puede prolongarse por mucho tiempo.

Las depresiones subyacentes en los ancianos son cada vez más identificadas y tratadas por los profesionales de salud mental. Los profesionales van reconociendo que los síntomas depresivos en los ancianos se pueden pasar por alto fácilmente. Los síntomas depresivos también pueden deberse a efectos secundarios de medicamentos que la persona está tomando, o debidos a una enfermedad física concomitante. Si se hace el diagnóstico de depresión, el tratamiento con medicamentos o psicoterapia ayuda a que la persona deprimida recupere su capacidad para tener una vida feliz y satisfactoria. (Morgomin, 2012)

En cuanto a la tasa de suicidios en esta etapa evolutiva aumenta en pacientes mayores de 65 años de edad

En un estudio transversal realizado con pacientes de edad avanzada en Estados Unidos, aproximadamente el 3,7% presentaba depresión primaria, de los cuales un total del 14% se quejaban de un estado disfórico. La depresión puede pasar desapercibida en los ancianos debido a las características atípicas de esta población, incluyendo la depresión enmascarada (básicamente múltiples quejas somáticas o temores sin fundamento de padecer una enfermedad somática) y la seudodemencia (disminución ficticia de la capacidad cognitiva por un trastorno depresivo primario) (Morgomin, 2012).

Finalmente, es frecuente observar un comportamiento autodestructivo indirecto en los ancianos ingresados en instituciones cuando se niegan a tomar la medicación o rechazan la asistencia médica, se niegan a participar en las actividades y luchan con sus cuidadores para hacerse con el control, se muestran hostiles, ansiosos y evitan situaciones. Estas conductas deberían alertar al clínico y a los cuidadores de la presencia de una depresión subyacente y síntomas de ansiedad concomitantes (Morgomin, 2012).

Dado que la población de ancianos está aumentando en Estados Unidos por ejemplo, en el futuro será cada vez más importante la detección de estos trastornos subyacentes, la aplicación de un tratamiento intensivo y el tratamiento de la tendencia al suicidio en las personas de edad avanzada.

A continuación en el desarrollo de esta investigación se exponen una recopilación de la batería de pruebas neuropsicológicas para el uso de la exploración del paciente con afección a nivel de córtex. Estas pruebas han sido tomadas de las propuestas por Aleksandr Románovich L. neuropsicólogo ruso.

III. Batería de Diagnóstico Neuropsicológico, de A. R. Luria.

> Batería de pruebas:

- *Conversación preliminar:*

Comienza con una serie de preguntas encaminadas establecer el estado general de la conciencia del paciente: cómo se llama, cuál es su legua materna; preguntas encaminadas a la orientación en el medio, e lugar y en el tiempo (dónde se encuentra, qué día es hoy, mes, año).

Para la investigación del hemisferio dominante (en tu infancia eras zurdo, cuál es la mano que mas utilizas cundo trabajas o lanzas un pelota, en su familia hay zurdos. Realizar prueba de entrelazar los dedos y cruzar las manos, ojo director......

Lateralidad:

- La investigación de las funciones motrices (de la mano), para saber si el sujeto ha sufrido cambios en la fuerza, en la precisión de los movimientos, alteraciones del tono, fenómenos de ataxia.

Orientaciones:

- Se propone realizar el movimiento de conteo de los dedos (contar de forma consecutiva con el dedo pulgar los dedos II, III, IV, V) a ritmo normal y después al máximo con ambas manos

2.1 *Investigación de la conservación de la base cinestésica de la construcción de los movimientos.*

Prueba

- Cinematómetro: la mano o el dedo se aparten hacia un lado en un ángulo determinado y después se propone reproducir este ángulo o con los ojos cerrados se propone reproducir con la mano izquierda el ángulo en el que se le situó la mano derecha

2.1.2. Investigación de la organización óptico cinestésica del movimiento complejo

Prueba

- Reproducción de las distintas posiciones de los dedos de la mano: se pide repetir una de las posiciones de la mano (extender los dedos I y II o II y V, formar con los dedos un arco, poner los dedos II y III el uno sobre el otro (se debe separa la mano de la vista).

2.1.3. *Para la revelación de los posibles defectos en la organización óptico espacial del acto motor.*

➢ Pruebas

- Pruebas de reproducción de la posición de la mano.
- Prueba de Head.

2.1.1.3 Para la investigación de la organización dinámica del acto motor.

➢ Pruebas

- Prueba puño – canto de la mano – palma: se propone dar a la mano tres diferentes posiciones (puño, la muñeca de la mano enderezada y dispuesta de ¨ canto ¨ y la palma de la mano en posición de golpear de plano la mesa.

- Se propone poner la mano sobre la mesa en posición de tocar piano y realizar movimiento consecutivos con los dedos I - II y I – V.

- Pruebas gráficas: se propone realizar un dibujo compuesto de dos eslabones intercambiables.

2.2. La investigación de la praxis oral.

- Para detectar paresia, distonías ataxias: sacar la lengua por tiempo prologado (observación del temblor de la lengua, sus desviaciones, alteración en la posibilidad de mantener por un tiempo largo la posición necesaria), inflar los labios (con la comprobación de la tensión muscular). Se deben anotar síntomas como temblor en los labios y salivación.

- La reacción de la selección (instrucciones verbales): se propone como respuesta a una de las señales (por ejemplo un golpe) levante la mano derecha y como respuesta a otra señal (dos golpes) levante la mano izquierda o no hacer nada:

  A. Ejecutar las instrucciones recién repetidas.

  B. Ambos estímulos se dan en el orden correcto (A,A,A,B).

C. Se rompe estereotipo y el estimulo se da en orden inesperado (A,B,A,B,A,B,B).

Si se equivoca puede proponérsele que de respuestas orales en lugar de respuestas motrices (por ejemplo: responder a las señales con las palabras " hace falta " o " no hace falta " o " con la izquierda " o "" con la derecha "

Si resulta se pasa a la unión de las reacciones orales y motrices proponiendo que s de a si mismo la instrucción necesaria (" hace falta o no hace falta " o " con la derecha o con la izquierda "), al mismo tiempo que realiza la acción correspondiente.

2.2.1. *Para investigar cómo se altera la actividad reguladora de los programas complejos.*

➢ Prueba

- Experimento con dibujo de figuras según el ejemplo visual o las instrucciones verbales: se puede comenzar con la copia de la figuras sencillas (circulo, cruz, cuadrado) que se le presentan por separado al individuo (se puede hacer por copia o por la huellas cuando se exponen por cierto tiempo y después se retiran). Si este experimento no revela alguna alteración marcada de la selectividad de la acción se puede complicar y proponer que reproduzca una serie de figuras sencillas (por ejemplo ▲ ···- o ■■▲ +), que se muestra por cierto tiempo (20 o 30 min) y después se retiran

- Si hay alteración, seria útil pasar de la reproducción de una figura o serie de figuras: se propone dibujar en forma consecutiva figuras que se nombran por separado, circulo , cruz, cuadrado o una serie de figuras, por ejemplo: ○○✕· o ▲−− ✕

<u>La investigación de las coordinaciones audiomotriz.</u>

3.1.   *La investigación de la percepción y reproducción de las relaciones tonales de los sonidos.*

➢ Prueba

-El investigador reproduce 2 parejas de tonos, a veces diferentes, el individuo debe determinar si las parejas de tonos presentadas son idénticas o si hay alguna diferencia.

- Prueba de ejecución de ritmos: se presentan grupos de golpes rítmicos (en intervalos de 0,5 – 1,5 seg), estos se proponen primeramente en forma de paquetes unitarios (II o III), luego en forma de series de esos mismos paquetes (II II II II o III III III III). Se propone señalar cuantos golpes incluye cada grupo, indicando de que tipo de golpes esta compuesto: débiles o fuertes.

3.2.   Investigación de la ejecución motriz de los grupos rítmicos.

Pruebas

- Serie A. Reproducción de los ritmos de acuerdo con un modelo auditivo.

1)   II II II II

2)   III III III III

3)   II II II II

4)   II°°II°°II°°

5)   °°II°°II

6)   II II II

7)   III III III

-        Serie B. Reproducción de los ritmos de acuerdo con las instrucciones orales.

1)¨ golpee dos veces ¨

2) ¨ golpee tres veces ¨

3) ¨ golpee dos veces ¨

4) ¨ golpee dos veces fuerte y tres veces suave ¨

5) ¨ golpee tres veces suave y dos veces fuerte ¨

6) ¨ golpee dos (tres) veces.

-        Serie C. Golpee en el mismo orden que las series A y B, pero cada vez ayúdese con la palabra dictando: ¨ uno – dos ¨ o ¨1, 2, 3 ¨, etc.

-        Para la localización táctil: Se toca la mano de la persona con la punta aguda y se le propone a este que señale el lugar de la piel que toco el experimentador puede ser de la otra mano).

3.3. *La investigación de las funciones táctiles superiores y de la esteroagnosis.*

- ➢ Prueba
- Para la estereoagnosis: con los ojos cerrados colocar en la palma de la mano un objeto no muy grande, luego se flexiona la palma de la mano y se le propone determinar que objeto se encuentra en su mano. Se le permite palpar bien. Si tiene dificultades en nombrar el objeto, el investigador puede proponerle que mire una serie de objetos puestos en la mesa y que encuentre aquel que tenia en la mano. Para cerciorarnos de síntomas de astereognosis, el investigador traslada el mismo objeto a la otra mano del paciente y si este reconoce sin dificultad puede confirmar la existencia de astereognosis.

- Investigación de las funciones cutáneo cinestésicas superiores.

4.1 *La investigación de la sensibilidad táctil.*

- ➢ Prueba
- Para ver la localización táctil, se toca la mano del sujeto con una punta aguda y se le propone a este que localice el lugar de la piel que tocó el experimentador.
- Diferenciación de figuras: el sujeto debe reconocer figuras y letras que el investigador dibuje en su piel, con ojos cerrados.

4.2 *La investigación de la sensibilidad profunda cinestésica.*

- ➢ Prueba
- Dar al brazo una posición en dos ángulos diferentes, y el sujeto debe determinar si eran iguales o diferentes.

4.3 *La investigación de las funciones táctiles superiores y de la esteroagnosis.*

- ➢ Prueba.
- Se le colocan en l palma de la mano al sujeto diferentes objetos que este debe reconocer, fijándose en la torpeza o la fineza de los movimientos al palpar los objetos
- La investigación de las funciones visuales superiores.

5.1. Observaciones preliminares.

Para la investigación del movimiento de los ojos: el investigador prado delante del sujeto debe presentarle algún objeto de colores vivos o brillantes ora en el campo visual derecho o izquierdo, observando como el sujeto fija en la vista o en su dedo y lo traslada de derecha a izquierda, observando como sigue con la vista el objeto. Luego se le propone mirar hacia la derecha o hacia la izquierda.

5.2. La investigación de la percepción visual de los objetos y de las representaciones graficas.
> Prueba

- Pruebas de Reaven: en las que se presenta una estructura con determinado vacío visual que deberá llenar escogiendo entre varios intercaladores aquel que se acopla en la estructura dada (no se limita el tiempo)

5.3. La investigación de la orientación en el espacio.
> Prueba

- Consiste en comparar letras o cifras correctas o incorrectamente cuando estas se colocan de forma especular.
- Auto ubicación en un plano de la habitación donde se encuentra.
- Determinar si un mapa está correcto o incorrecto.

5.4. La investigación del pensamiento espacial.
> Prueba

- Los cubos de Kohs.

La investigación de los procesos mnésticos.

6.1. La investigación de la fijación directa de las huellas.

Huellas visuales.
  ➢ Prueba.
-Se presentan 3 o 4 imágenes visuales (figuras geométricas simples) que deberán contemplar durante 5 o 10 seg., pasados los cuales se retiran, teniendo que dibujar las que recuerda.

Estabilidad de retensión de las huellas verbales.
  ➢ Prueba.
- Se dicta una serie de 3 – 4 palabras o cifras que se deben repetir inmediatamente. En estos casos el volumen de elementos accesibles para la retensión se establece aumentando de forma consecutiva el numero de estímulos. La estabilidad se investiga al aumentar la pausa entre la presentación de varios estímulos y el comienzo de su reproducción, prolongando esta pausa hasta 10 – 15 seg.

Para ver hasta qué punto se retienen los grupos diferenciados de huellas, en que medida se inhiben un al otro y si no pierde la selectividad de cada grupo conservado en la memoria.
  ➢ Prueba
 - Al sujeto se le lee un grupo de tres palabras (mesa, bosque, casa)avisándole que debe recordar este primer grupo. Después que lo repite 2 o 3 veces se le propone un segundo grupo de tres palabras (puente, noche, cruz), que también repite, luego se le pregunta que palabras tenia el primer grupo y después el segundo.
  - También se puede utilizar la reproducción de cuentos

6.2. La investigación del proceso de retensión.
  ➢ Prueba.
- Aprendizaje de10 palabras

6.3. La investigación de la memorización mediatizada

➢ Prueba

- Pictograma: se le dan al sujeto láminas que representen una figura determinada y se le pide que elija una que le sirva para recordar las palabras que se les van a decir. Luego debe recordar las palabras por las figuras. Las figuras no deben representar directamente la palabra.

\- Investigación de las funciones verbales. El lenguaje expresivo.

7.1.   La articulación de los sonidos verbales.

- Se le solicita al sujeto que repita las sílabas:

a	*tpru*	*grans*	*sri*
i	stro	terj	glar
u	rastr	prac	chras
n	sag	otgr	gorl
m	re	sru	tlirs

7.2.   La investigación del lenguaje reflejo:

- Repetición de palabras:

tchelcolda, pestillo   lodishka, tobillo
zapor, cerrojo   estreptomicina, esteroirde

- Repetición de frases:

"Hoy hace buen tiempo".
"En el jardín, tras una cerca alta, crecían matas de mango".
"La casa arde- la luna ilumina-la escoba barre."
"La escoba barre- La casa arde- la luna ilumina."

7.3.   La investigación de la función nominativa.

- Presentar objetos o imágenes que el sujeto debe nombrar (pueden ser partes del cuerpo: talón, barbilla, codo, clavícula).

- Objeto y función.

¿Cómo se llama el objeto con el que te peinas?.
¿Cómo se llama el objeto que señala la hora?.
¿Cómo se llama el objeto que mide el peso?.
¿Cómo se llama el objeto que señala la temperatura?.

- Mencionar objetos que pertenezcan a la categoría que se menciona, por ejemplo: mueble (silla).

Vajilla	(plato, copa, vaso, etc)
Alimento	(pan, leche, carne, etc)
Animal	(perro, gato, pato, etc)
Insecto	(cucaracha, mariposa, mosca, etc)
Plantas	(palma, ceiba, jobo, etc)
Joyas	(diamante, perlas, anillo)
Valores	(amistad, compañerismo, patriotismo)

7.4.   Lenguaje narrativo.

- Enumerar serie habitual de números:

1, 2, 3, 4,5,6,7,8,9......20

- Días de la semana: domingo, lunes, martes...sábado.
- Meses del año: enero, febrero...diciembre.
-         Hacerlo de forma inversa.

7.4.1.Lenguaje narrativo productivo independiente:

- Se le propone que narre una obra conocida o haga una composición oral sobre determinado tema (por ejemplo, la amistad).

- Se le da al sujeto una oración escrita, incompleta en un lugar determinado y se le propone que complete la parte que falta. (prueba de Ebinggaus).

En invierno hace mucho...
Yo fui a la ...... para comprar el pan.
El corazón le latía como .... salvaje.
El comedor quedó.....cuando se fue la luz.

- Se le dan palabras con las cuales debe formar una frase, añadiendo el resto de las palabras.

máquina-leña-garaje

- Ordenar una oración desordenada.

bosque-llegó-y-al-leñador-cogió-leña-el

8. Investigación de la escritura y la lectura.

8.1.   Investigación del análisis y la síntesis sonoras de las palabras.

- Se le pregunta cuántos sonidos o letras tienen las palabras:

Gato, mesa, perro, mar, casa, montaña, portarretrato.

- Separación de sonidos de la palabra.

¿Cuál es la segunda letra en la palabra *casa*, la tercera en la palabra *mesa*, la cuarta en *tenedor*, la sexta en *exclusivo*?

8.2. Síntesis de los sonidos de las sílabas o palabras.

- Se pronuncia por letras toda una sílaba o palabra: t-í-o, g-a-t-o, m-e-s-a, y le solicita al sujeto que diga la palabra que está formada por estas letras. Se pregunta qué palabra digo: "g", después "a", luego "t", y luego "o"; y ahora "m", luego "e", sigue "s" y después "a".

- Copiar sílabas y palabras escritas.

Te, casa, mapa, papel, correo, hogar, cocuyo, hilo, lino, férreo.

- Escritura al dictado de sílabas, palabras y frases:

Pa, ba, ot, an, si, cos, ar, se, ktre, para, sti, nors, corn, chars, glans.
Gato, noche, aura, silla, casa, mesa, astrolabio, hipocampo, amitriptilina.
"La niña se sentó en el banco".
"El pájaro dorado saltó del saco."

8.3. Lenguaje escrito.
- Escribir el nombre de un objeto que se le señale.

- Responder por escrito a una pregunta.

8.3.1.Investigación de la lectura.

- Reconocimiento de las letras: o, k, r, b, t, z, w, y, ll, ñ.

- Lectura de sílabas y palabras: po, kak, an, os, tro, cra, stro, tacs, trole, cars, sucl, trags, chorgs, verdad, pan, hoguera, guardarropa, uva, astrositoma, transplantación.
- Lectura de letras con rasgos:
H L R F J p

- Lectura de un texto completo:

Cuando vuelva el invierno, volveremos a vernos. Es lo triste de nuestra relación: solamente podemos estar cerca unas horas de diciembre en diciembre. Pero esto, también, es lo grandioso: que seguimos queriéndonos pese a las erosiones del tiempo y la distancia.

9. Investigación del cálculo.

9.1. Estructura de las representaciones numéricas.

- Escritura de números con varias cifras: 23; 66; 123; 589; 12 345;
     54 002; 456 067; 1 234 098.

- Lectura de números con varias cifras: 38; 97; 123; 2479; 55 876;
          109 087; 1 234 567.

- Valorar la diferencia de los valores numéricos:
     Cuál de los números es mayor: 17 ó 68; 23 ó 56; 123 ó 498; 189 ó 201; 1 967 ó 1 976; 5 698 ó 5 689;

9.2.   Operaciones de cálculo.

- Operaciones simples de cálculo automatizado:

3 x 2; 9 x 5; 8 x 9; 45/9; 48/6; 10 + 24; 45 − 36; 56- 34; 23 + 67; 12 + 56.(se le puede pedir que relate oralmente el proceso de la operación, o que solo comunique el resultado final).

- Completar con el signo correspondiente:

10....2= 8	10.....2= 12
10....2= 5	10.....2= 20
12 -....=8	12+....= 16

- Operaciones de cálculo en serie:

12 + 9 − 6 =

32 − 4 + 9=

23 + 5 − 4=

- Serie de operaciones sucesivas:

Descuéntale a 100 , 6 números sucesivamente.

10. Investigación de los procesos del pensamiento.

10.1.   Comprensión de láminas temáticas y de los textos.

- Relatar el contenido de láminas sencillas: "La familia"; "Paseo por el bosque"; "el jardín de mi casa".

- Relatar el contenido de láminas con temáticas más complejas, pueden ser cuadros con pinturas más complejas.

- Secuencia de láminas que expresen el desarrollo de un acontecimiento pidiéndole al sujeto que las coloque adecuadamente.

- Interpretación de refranes y frases metafóricas:

"Corazón de piedra".

"Mano de hierro".

"Caminar con los codos".

"Todo lo que brilla no es oro".

"Más vale pájaro en mano que cien volando".

"Estar en misa y en procesión".

"Árbol que nace torcido jamás su tronco endereza."

- Comprensión del significado de un texto:

José Novo Vázquez, originario de Galicia, era el cura del pueblo. Unía a su vocación sacerdotal un mal genio nada cristiano. Eso sí, vivía con una modestia cercana a la miseria y nadie le supo nada que pudiera desmentir su voto de castidad.

Preguntas:

¿De dónde era José Novo Vázquez?.

¿Qué vocación tenía?

¿Qué otra característica tenía?

¿Le gustaban las mujeres?

¿Tenía mucho dinero?

10.2.   Formación de conceptos.

- Definir palabras: mesa, tractor, árbol, isla, perro, niño.

- Comparación y diferenciación de los conceptos.

Se proponen pares de conceptos que debe comparar y hallar lo que tengan en común denominándolos con una misma palabra:

Mesa y silla (muebles).

Vaso y plato (vajillas).

Lápiz y goma (utensilios para escribir).

Gato y perro (animales).

Rosa y clavel (flores).

Casa y edificio (construcciones).

Diferencia que separa a las siguientes categorías o conceptos:

Pez y pescado.

Relámpago y trueno.

Lago y río.

Lluvia y llovizna.

10.3.   Buscar las relaciones lógicas: Aplicación del cuarto elemento excluido.

10.4. *Pensamiento discursivo.* Solución de problemas.

- Problemas matemáticos:

" Raúl tenía dos naranjas y Ramón 6. ¿Cuántas naranjas tenían entre los dos?."

"Katia tenía 7 mangos y regaló 3. ¿Cuántos les queda?"

"María tenía 4 naranjas y Sonia 2 naranjas más. ¿Cuántas tenía Sonia y cuántas tenían entre las dos?.

" Un hombre camina hasta la terminal en 15 minutos y un ciclista marcha 5 veces más de prisa. ¿Cuánto tiempo tarda el ciclista en llegar a la terminal?."

A continuación se exponen una serie de casos a los que se les aplicó el esquema de exploración neuropsicológica de Luria:

Caso 1:

IV. Casos de estudio .Exploración Neuropsicológica. Esquema de A. R. Luria.

Nombre. MCR **Edad**. 58. Años.

Nivel Escolar. Universitaria **Estado Civil.** Casada.

Ocupación. Jubilada. **Remisión.** Interés familiar.

- **Orientación.** Alopsíquica y autopsíquica adecuadamente orientada, con nivel de vigilia activo.
- **Lateralidad.** Francamente diestra.
- **Conversación preliminar y aspecto personal.** Paciente correctamente vestida, llevada a la consulta por su esposo. Se aprecia expresión emocional de moria e hipomanía, hay tendencia a inclinarse hacia delante. Muestra agitación de miembros superiores. Su expresión oral es en forma de ráfagas y monosilábica por lo general.
- **La investigación de las funciones motrices.** La motricidad gruesa está conservada, la paciente camina, se para correctamente y logra girar hacia la derecha e izquierda. Los movimientos con los dedos y los brazos están afectados, notándose deterioro de la motricidad fina al no poder realizar los subtest que incluyen movimientos finos con ambas manos y brazos. Tiene dificultades para mantener el plano mental de la acción y cumplir con órdenes prácticas.
- **La exploración de las coordinaciones audiomotrices.** Se aprecia afectación de la coordinación audiomotriz en la medida que aumenta la complejidad de la prueba.
- **La investigación de las funciones cutáneo – cinestésicas.** La paciente conserva la sensibilidad táctil pero tiene dificultades para el reconocimiento táctil de objetos pequeños. Se nota afectada la capacidad de orientación visuoespacial.
- **La exploración de las funciones visuales superiores.** Hay dificultades en la amplitud perceptual y reconocimiento de objetos y figuras conocidas, en particular para ofrecer su denominación categorial. Igualmente se observan limitaciones para reconocer rostros

de personas conocidas, lo que se corresponde con la prosopoagnosia y agnosia visual. No refiere antecedentes de dificultades visuales.

- **Estudio de las funciones mnémicas.** Se aprecian severas dificultades en el recuerdo inmediato y mediato de términos, cifras y acontecimientos. Se conserva el recuerdo de hechos y acontecimientos de su época de adolescencia y juventud aunque con algunas lagunas en la evocación. Evidentemente predomina la amnesia de fijación.

- **La investigación de las funciones verbales (Lenguaje impresivo y expresivo).** El lenguaje impresivo está dañado en todas sus manifestaciones. En el expresivo, conserva el lenguaje repetitivo y tiene serias dificultades en el espontáneo, observando esteriotipos y perseveraciones. Se observan limitaciones en el potencial semántico – léxical, que no se corresponde con su nivel intelectual y ocupaciones desempeñadas, lo que puede ser indicador de deterioro de ambas formas del lenguaje.

- **Estudio de la escritura y la lectura.** Conserva las habilidades caligráficas, escribiendo al dictado y de forma espontánea, pero en este último hay perseveraciones. Puede leer aunque se nota lentitud y cambios en la entonación por su expresión en ráfagas.

- **La investigación del cálculo.** Mantiene la representación mental de números y cifras pero no puede operar con cifras de varios dígitos y realizar operaciones que impliquen la división.

- **La exploración del pensamiento.** Hay dificultades en la planificación, secuencia, uso de la generalización y abstracción. El componente lógico abstracto de la actividad intelectual está muy deteriorado. Mantiene acciones sencillas del pensamiento práctico –constructivo.

- **Estudio de la afectividad.** Se observan manifestaciones motoras de ansiedad e impulsividad. Por momentos se aprecia indiferencia afectiva y síntomas maníacos. No se observan indicadores de depresión.

- **Principales síndromes encontrados.** Apraxia ideacional, agnosia visual de objetos, agnosia de rostros. Marcada amnesia de fijación. Alteraciones del pensamiento lógico – abstracto.

- **Otros hallazgos.** Hipotiroidismo desde hace varios años. Antecedentes de hipertensión arterial.
- **Diagnóstico.** Existen afectaciones neuropsicológicas de los sistemas funcionales complejos, que comprometen todos los procesos psíquicos, en especial su expresión voluntaria. Estas alteraciones tienen su base en la denominada tercera unidad funcional que neuroanatomicamente tiene su base en las área prefrontales de ambos hemisferios. Gnosologicamente los hallazgos encontrados se corresponden con un estado demencial. A nuestro juicio Enfermedad de Alzheimer presenil, en estadio II, de evolución. El cuadro clínico está agravado por los antecedentes de hipertensión e hipotiroidismo.
- **Recomendaciones.**
  - Continuar tratamiento por Psiquiatría, Neuropsicología, Geriatría y Neurología.
  - Orientación familiar.
  - Actividad física y neuropsicológica rehabilitatoria para tratar de conservar hábitos y funciones elementales.
- Cuidar el horario de sueño.
- Evitar frecuentar lugares concurridos y donde predomine el ruido.

Caso 2:

Exploración Neuropsicológica. Esquema de A. R. Luria.

Nombre. ARF **Edad**. 64 años.

.

Nivel Escolar. Universitario. **Estado Civil.** Divorciado.
Ocupación. Actualmente sin empleo.
Remisión. Remisión de Psiquiatría.

Resultados de la investigación.
- **Orientación**.   Mantiene adecuada orientación Alopsíquica y autopsíquica, tiene crítica de su estado actual y coopera en la exploración.
- **Lateralidad.** Definida, francamente diestro.
- **Conversación preliminar y aspecto personal.** Paciente que es llevado a la consulta por la hija, correctamente vestido. Se observa ansioso. Antes de entrar fumó cigarrillos incansablemente, caminó por el local varias veces, se rió sin motivo alguno de forma insulsa. La madre refiere antecedentes de enfermedad mental, con incursiones a nivel psicótico.   Se muestran antecedentes de tratamiento por Psiquiatría desde niño.
- **Estudio de las funciones motrices.** La motricidad gruesa está conservada, el paciente camina, se pone en pie correctamente y logra girar hacia la derecha e izquierda sin ningún tipo de dificultad. Los movimientos con los dedos y los brazos son dinámicos y flexibles, notándose una adecuada motricidad fina en ambas manos y brazos. Obtiene el máximo en todos los subtests de esta área. Puede mantener el plano mental de la acción y cumplir con órdenes prácticas.
- **La exploración de las coordinaciones audiomotrices.** Se aprecia correcta coordinación audiomotriz, precisando sonidos y tonos sin dificultad. El paciente posee conocimientos de música.
- **La investigación de las funciones cutáneo – cinestésicas.** El paciente conserva la sensibilidad táctil. Mantiene el reconocimiento

sensorial de puntos en antebrazos y manos. Tiene una adecuada capacidad de orientación visuoespacial y responde correctamente a estímulos sensoriales.

- **La exploración de las funciones visuales superiores y percepción.** Reconoce correctamente objetos y figuras, de igual forma las representa gráficamente con excelente trazado. Identifica figuras superpuestas en diferentes planos. Refiere que se imagina rostros en los autos y que esto fluye espontáneamente sin control voluntario y en ocasiones ha visto seres que no existen, lo que puede estar asociado a incursiones en el nivel de funcionamiento psicótico con ilusiones visuales y alucinaciones verdaderas.

- **Exploración de la atención.** Se concentra en las acciones que realiza durante la investigación. Se aprecia estabilidad, conmutación y adecuada capacidad de volumen. Se muestra mejor la atención voluntaria que la involuntaria, donde se notan algunas oscilaciones.

- **Estudio de las funciones mnémicas.** Posee un buen nivel de recuerdo inmediato de palabras, obteniendo 8 en la prueba en base a diez estímulos. Se apreciaron dificultades en el recuerdo inmediato de cifras, que se hizo notar al aumentar la complejidad de la prueba. Se conserva con precisión el recuerdo de hechos y acontecimientos anteriores a la etapa actual. No hay signos de amnesia, no se notaron contaminaciones mnémicas.

- **La investigación de las funciones verbales (Lenguaje impresivo y expresivo).** El lenguaje impresivo está muy bien desarrollado. Se emplean términos abstractos, propios de su nivel escolar y adecuado desarrollo intelectual. Se observa un magnifico potencial semántico – léxical. Su expresión oral es clara, con buen tono y ritmo en la emisión de palabras. El lenguaje oral esta conservado tanto a la orden, la imitación o en su manifestación espontánea. No hay dificultades para pasar de una actividad a otra, lo que confirma una correcta movilidad de los procesos nerviosos de excitación e inhibición.

- **Estudio de la escritura y la lectura.** Conserva las habilidades caligráficas, escribiendo correctamente y puede leer de forma adecuada.

- **La investigación del cálculo.** Mantiene la representación mental de números y cifras pero le resulta difícil   realizar operaciones de cálculo, lo que puede estar determinado por el efecto de los medicamentos que ingiere y la falta de entrenamiento en esta área.

- **La exploración del pensamiento.** Emplea bien los procesos básicos de la actividad intelectual y puede mantener la planificación, secuencia, uso de la generalización y abstracción en la solución de problemas cotidianos. Se nota una imaginación muy rica en su nivel de expresión y de elaboración. Tanto el pensamiento práctico – constructivo como lógico – verbal están conservado. Refiere que su imaginación y modo de ver el mundo es el de una persona con intereses artísticos. En el test de H. Rorschach se ofrecieron respuestas rápidas, bien elaboradas, con un contenido imaginativo propio de un adulto inteligente. Se apreció una proporción equitativa entre respuestas D y Dd.

- **Estudio de la afectividad.** Se observan algunas manifestaciones motoras de ansiedad e impulsividad.   El paciente refiere que en ocasiones pierde el control emocional. Considera que posee energía, lo que no se corresponde con la conducta que refiere la madre en relación con el incremento de las horas de sueño y presencia de abulia. Su motivación está afectada por el tiempo que lleva enfermo y la pobre actividad física e intelectual. Sus intereses se han reducido, pero aún mantiene interés por la música (guitarra) y la arquitectura. Reconoce que en ocasiones prefiere aislarse de los demás y no ir a lugares que no le agradan. Se aprecian expresiones de frustración por no concluir sus estudios universitarios adecuadamente.

- **Principales síndromes encontrados.** No se encontraron síndromes neuropsicológicos. Desde el punto de vista psicopatológico en el momento actual el paciente no está funcionando a nivel psicótico. Sigue tratamiento medicamentoso con neurolépticos lo que puede estar favoreciendo el control de su conducta e influir en las respuestas ofrecidas en la exploración.

- **Otros hallazgos.** Antecedentes de estar sometido a estresores externos, cambio de cultura y ambiente social.

- **Diagnóstico.** En el momento actual no se detectó daño neuropsicológico en los sistemas funcionales complejos, que comprometen los procesos psíquicos superiores. Las variaciones en la afectividad pueden estar relacionadas con antecedentes de una personalidad mal estructurada y el propio uso continuado de neurolépticos para la atención de su sintomatología. Se corrobora la presencia de elementos que indican la existencia de un trastorno de personalidad por inestabilidad emocional, de tipo límite, que ha tenido incursiones psicóticas y se debe estar atento a su evolución clínica.

- **Recomendaciones.**
  - Continuar tratamiento por Psiquiatría.
  - Orientación familiar.
  - Actividades físicas y de rehabilitación social.

Referencias bibliográficas:

1. Ardila, A. & Rosselli, M. 92007). Neuropsicologia Clinica. México: Manual Moderno

2. Beaumont, J. G. (1983). *Introduction to Neuropsychology*. Guilford. ISBN 0-89862-515-7

3. Beamont, J. G., Kenealy, P. M., & Rogers, M. J. C. (1999). *The Blackwell Dictionary of Neuropsychology*. Malden, Massachusetts: Blackwell.

4. David, A. S. et al. (eds.) (1997). *The Neuropsychology of Schizophrenia: Brain Damage, Behaviour, and Cognition Series*. East Sussex, UK: Psychology Press.

5. González, E. (2005). *El yo neuronal.*

6. Kolb, B. & Wishaw, I. Q. (2003). *Fundamentals of Human Neuropsychology*. (5th ed.). Freeman. ISBN 0-7167-5300-6.

7. Lezak, M. D. (2004). *Neuropsychological Assessment* (4th. ed.). New York: Oxford University Press.

8. Hécaen H. & Albert M.L. (1978). *Human Neuropsychology*. Wiley, Nueva York: Wiley.

9. Loring, D. W. (ed.) (1999). *INS Dictionary of Neuropsychology*. New York: Oxford University Press.

10. Luria, A. R. (1973). *The Working Brain: An Introduction to Neuropsychology.*

11. Portellano, J. A. (2005). *Introducción a la neuropsicología*. Madrid: MacGraw Hill.

12. Portellano, J. A. (2007). *Neuropsicología Infantil*. Madrid: Síntesis.

13. Rains, G. D. (2003). *Principles of Human Neuropsychology*, Boston: McGraw-Hill.

14. Rosselli, M., Matute, E. & Ardila, A. (2010). Neuropsicologia del desarrollo infantil. México: Manual Moderno

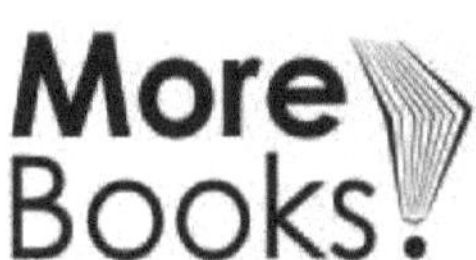

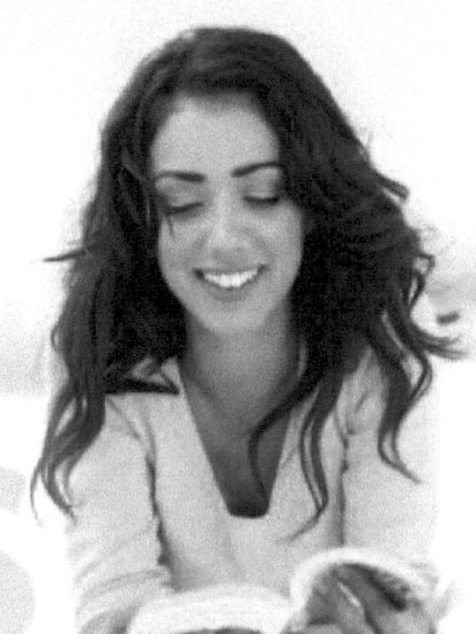

yes I want morebooks!

Buy your books fast and straightforward online - at one of world's fastest growing online book stores! Environmentally sound due to Print-on-Demand technologies.

Buy your books online at
www.morebooks.shop

¡Compre sus libros rápido y directo en internet, en una de las librerías en línea con mayor crecimiento en el mundo! Producción que protege el medio ambiente a través de las tecnologías de impresión bajo demanda.

Compre sus libros online en
www.morebooks.shop

KS OmniScriptum Publishing
Brivibas gatve 197
LV-1039 Riga, Latvia
Telefax: +371 686 204 55

info@omniscriptum.com
www.omniscriptum.com

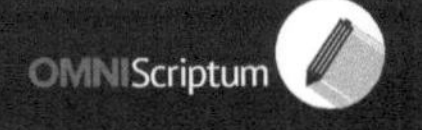

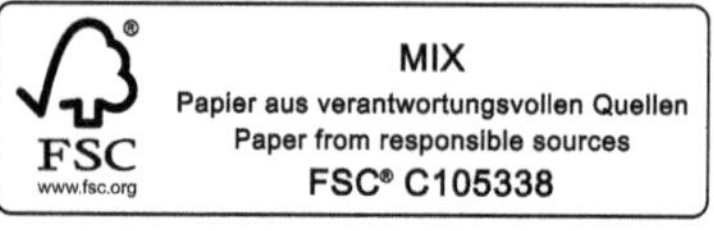

Printed by Books on Demand GmbH, Norderstedt / Germany